CONSEILS

POUR SE PRÉSERVER

DU CHOLÉRA,

Par le Dr K. PFEUFER,

Professeur de clinique médicale à l'Université de Heidelberg.

TRADUIT DE L'ALLEMAND

par le Dr F.-J. HERRGOTT.

Médecin des épidémies de l'arrondissement de Belfort, Chirurgien de l'hôpital civil de Belfort, Secrétaire de la Société médicale du Haut-Rhin.

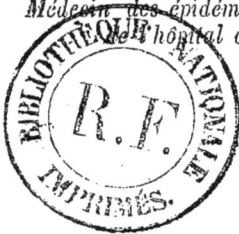

Opprime, dum nova sunt subiti mala semina morbi.
Ovid.

Se trouve chez les principaux Libraires d'Alsace.

—

1849.

1850

AVANT-PROPOS.

La Société médicale du Haut-Rhin, dans sa séance du 7 octobre dernier, m'a chargé de traduire en français l'opuscule du docteur PFEUFER, professeur de clinique médicale à l'Université de Heidelberg, comme étant l'ouvrage le plus utile et le plus convenable à mettre entre les mains du peuple pour le guider en temps de choléra. Puissè-je justifier la confiance dont j'ai été honoré par mes confrères; puissent les conseils si prudents et si bien exprimés par le savant professeur de Heidelberg, être utiles à mes compatriotes et contribuer à les préserver du fléau.

F.-J. HERRGOTT.

Belfort, le 15 octobre 1849.

CONSEILS

POUR SE PRÉSERVER

DU CHOLÉRA.

Il vaut mieux prévenir que combattre.

L'invasion du choléra dans des contrées épargnées jusqu'ici par lui, impose aux populations frappées par le fléau des soins nouveaux, qu'il est du devoir du médecin d'indiquer, soulève des questions, qu'il appartient à celui-ci de résoudre.

Familiarisé depuis longtemps avec ce fléau, lors de sa première apparition en Allemagne, plus tard, au milieu de plusieurs épidémies dans différentes parties de l'Europe, j'ai eu occasion de puiser à ces nombreuses sources d'observation des préceptes pratiques qui intéressent particulièrement le public, et qui ne deviennent si précieux, que parce qu'ils ont obtenu l'assentiment de presque tous les médecins qui ont observé par eux-mêmes cette redoutable maladie.

Tout vrai choléra est précédé de diarrhée, qui préexiste quelquefois pendant quelques jours, quelquefois aussi seulement pendant quelques heures ; c'est là un fait de la plus haute importance. Dans presque tous les cas, cette diarrhée peut être guérie si elle est traitée convenablement, c'est-à-dire qu'on peut empêcher qu'elle ne dégénère en choléra ; ce second fait est non moins important que le premier. Il résulte de ces deux faits le précepte : d'éviter la diarrhée pendant que règne le choléra, de guérir rapidement la diarrhée quand elle existe.

La diarrhée ne peut être évitée que par un régime bien entendu. Ce régime comprend les choses extérieures aussi bien que les dispositions morales. La chose la plus importante est la nourriture journalière. On peut admettre en général, *que toute manière de se nourrir, qui en temps ordinaire convient parfaitement à un homme, est aussi convenable pour lui en temps de choléra.* J'ajoute qu'elle a la plus grande influence sur le bien-être parfait.

Beaucoup d'individus croient qu'ils supportent parfaitement tous les aliments, parce qu'ils ne font pas attention à certaines pesanteurs d'estomac, à un peu de diarrhée qui suivent l'ingestion de certains mets. Ces légers troubles de la digestion qui passent inaperçus dans d'autres temps, sont à prendre en sérieuse considération en temps de choléra, car celui-ci peut facilement être entraîné par eux. Il est important, pour chacun, de connaître le régime qui pour lui est le moins suivi de ces dérangements. C'est dans le but d'éclairer cette question, que je vais passer en revue les différents aliments qui sont en usage chez nous.

La soupe, cette base de notre cuisine, est une nourriture très saine, telle qu'on a l'habitude de la préparer. Il convient d'en faire un grand usage pendant le choléra. Ceux qui ne peuvent souper que tard, ou ceux qui en temps ordinaire ne digèrent pas très facilement leur souper, les individus qui ont l'estomac délicat, c'est-à-dire qui se dérange facilement, feront bien, pendant la durée de l'épidémie, de remplacer leur souper par une soupe à la farine ou un potage au riz, au gruau, à l'orge, ou simplement une pannade.

La viande qui en temps ordinaire devrait être d'un usage beaucoup plus général, devra pendant que règne le choléra être la base essentielle de la nourriture.

Le bœuf, le veau, le mouton dont on fera bien de séparer la graisse, de jeunes pigeons, des poules, la perdrix, le chevreuil, le lièvre et en général tout le gibier, peuvent être mangés indifféremment ; le porc et le sanglier se digèrent facilement en général ; cependant quand ils sont trop gras, ils deviennent nuisibles. Le jambon maigre peut être mangé impunément par ceux qui le digèrent bien, mais il occasionne souvent la diarrhée, et devient dangereux en temps de choléra. Les saucisses et andouilles sont à éviter à cause de la graisse et de l'ail qu'ils renferment en trop grande proportion. L'oie, le canard sont lourds à digérer ; la langue et les riz de veau sont légers ; les rognons et le foie sont difficiles à digérer.

Les œufs, le jaune surtout, sont nourrissants et bien légers. On pourra faire usage de tous les poissons d'eau douce ; l'anguille et l'écrevisse exceptées. Dans la marée, on évitera le saumon. On pourra manger sans inconvénient les différents farinages, s'ils ne sont pas trop gras, ce qui arrangera parfaitement les ménagères. La pâtisserie fine, les *gâteaux*, de tout temps ne devraient être mangés qu'en petite quantité, mais surtout pendant le choléra, les gâteaux gras et avec fruits, devront être entièrement proscrits de la table.

Les légumes constituent chez nous la majeure partie des repas ; les médecins n'estiment en aucun temps ces aliments. Ils savent que les légumes renferment très peu de substance nutritive, qu'avec une petite quantité d'albumine végétale qui se digère facilement, ils contiennent aussi en une énorme proportion, des fibres végétales, de l'eau et du sel qui ne sont ni digérés ni assimilés, et ils approuvent l'instinct des enfants, qui ne mangent les légumes qu'à contrecœur et contraints par leurs parents. La plupart des légumes occasionnent des flatuosités et purgent légèrement. Celui qui par sa position n'est pas forcé à manger des légumes, fera donc bien, en temps de choléra, de n'en manger que très-peu. Les légumes qui sont faciles à digérer sont les scorsonères, les navets cuits en bouillie. Les pois, les lentilles, les haricots blancs, cuits en purée, sont nutritifs et peuvent être mangés sans inconvénient, mais soigneusement débarrassés de leur enveloppe, qui résiste complètement à la digestion. Il faut éviter les haricots verts et proscrire comme dangereuse la choucroûte. Les carottes ne sont également pas facilement digérées. Les épinards et les choux ne sont pas nuisibles, mais nous ne les recommandons pas. L'ail et l'oignon sont difficiles à digérer ; la salade, la laitue, l'endive ne sont également pas à recommander. Nous dirons aussi des pommes de terre tout ce que nous avons dit des légumes en général : elles renferment très peu de substance nutritive; pour s'en rassasier, il faut en remplir l'estomac, surcharger cet organe. La pomme de terre ne devrait être qu'un supplément à une nourriture plus substantielle; elle est hélas, pour des millions d'hommes, la nourriture presque exclusive, elle ne nourrit pas d'une manière normale les pauvres qui sont réduits à ne manger que cela, elle les empêche de mourir de faim. Ce n'est pas la pomme de terre par elle-même, mais la privation de la viande qui est pour les classes malheureuses, la cause des nombreuses maladies dont elles sont affligées. Un trop fréquent usage de pommes de terre est nuisible en temps de choléra; il faut surtout éviter de la manger en salade, assaisonnée avec beaucoup de graisse; cuites à l'eau, ou en purée, sont les manières de les préparer que nous regardons comme les plus avantageuses, encore faut-il en user avec beaucoup de modération. Le riz, le gruau, l'orge, et les mets préparés avec ces légumes, doivent être recommandés. Le pain devra être bien cuit, depuis au moins un jour, quand on voudra le manger. La moutarde, le raifort sont des hors-d'œuvre convenables; même un peu de poivre ajouté aux aliments en facilite la digestion. Il faudra recommander aux cuisinières d'être très avares de graisses en temps de choléra. Le beurre n'est pas absolument nuisible, mais il faudra en manger peu, ainsi que de fromage. Le lait est un aliment très utile pour presque tous les hommes; le lait caillé et le lait de beurre doivent être soigneusement évités. Le café, le café de glands, le thé, le chocolat sont très convenables.

Ce que nous avons dit des qualités nutritives des légumes s'applique aussi aux fruits. Ils nourrissent très peu, purgent facilement et doivent être regardés comme nuisibles en temps de choléra. Les fruits non mûrs de toute espèce, doivent être considérés comme des substances vénéneuses dont la vente devrait être sévèrement interdite par la police. Les *concombres*, les *melons*, les prunes et les pruneaux sont les espèces les plus nuisibles, dont on fera bien de s'abstenir complètement; on évitera, à un moindre degré il est vrai, les abricots, les pêches, les figues, les pommes et les noix Les poires et les raisins bien mûrs peuvent être mangés sans danger, mais en petite quantité. Les fraises, les mûres, les framboises et les myrtilles ressèrent légèrement, et peuvent être mangés sans danger, mais avec modération.

L'eau est une boisson qui varie suivant les locali.és. Lorsqu'elle renferme beaucoup de sels, elle relâche ; on devra dans ces localités en boire peu; là où elle est bonne, bien claire et pure, comme l'eau distillée, on pourra en boire suivant ses habitudes, cependant il ne faudra pas la boire en trop grande quantité. Le vin doux relâche, on fera bien de n'en pas boire; on pourra faire usage du cidre fermenté, comme du vin blanc, avec sobriété. La bière bien faite

et non acide n'est pas nuisible; mais si elle est mal préparée, si
elle a un mauvais goût et si elle est acide , elle devient très-dan-
gereuse ; la police devrait en défendre le débit dans les auberges.
L'eau-de-vie, prise habituellement en grande quantité, est éminemment nuisible. Le choléra n'a pas de victimes plus certaines que les
buveurs d'eau-de-vie. Un petit verre d'eau-de-vie simple, ou avec des
infusions aromatiques ou amères, telles que de l'absinthe, ratafia,
est sans danger ; et si l'on est exposé au froid, il est même avantageux d'en prendre un peu. Le punch n'est pas à recommander, mais
le grog. La meilleure boisson pendant le choléra sera toujours le
bon vin. Ceux qui sont prédisposés au relâchement intestinal, pren-
dront avec avantage du vin rouge, les personnes aisées, du Bordeaux.
Ceux au contraire, qui sont prédisposés à la constipation, boiront
plus avantageusement du vin blanc pur, ou coupé dans les localités
où l'eau n'est pas bonne ; le Champagne n'est pas convenable, non
qu'un ou deux verres soient nuisibles, mais pris en grande quantité
comme on a l'habitude de le boire, il devient nuisible.

Pour tout ce qui regarde les aliments et les boissons, nous don-
nerons le précepte suivant : les substances que nous avons signalées
comme nuisibles peuvent être innocentes si elles sont prises en petite quantité, tandis que celles que nous avons signalées comme
parfaitement convenables, peuvent devenir nuisibles si on en fait
abus. Ce n'est pas seulement la trop grande quantité d'aliments qui
peut devenir nuisible, mais encore un mélange d'un grand nombre
de mets.

Chaque aliment exige un espace de temps différent pour être di-
géré ; si on en ingère de plusieurs espèces, il en résulte un trouble
pour la digestion qui dans des temps ordinaires entraîne à sa suite
un petit dérangement, mais peut entraîner le choléra quand cette maladie sévit. Les repas copieux sont donc à éviter soigneusement dans
ces temps, mais surtout l'abus des boissons spiritueuses et liqueurs
fortes. Une nuit joyeuse qui ne se venge ordinairement que par un
mal de tête, peut dans ces moments devenir cause de mort. J'ai vu
chez beaucoup d'hommes l'ivresse être suivie du choléra , dans sa
forme la plus meurtrière. Il résulte de ces observations, qu'à l'ex-
ception des concombres et pruneaux dont on se privera totalement,
on pourra si l'on se porte bien d'ailleurs, manger tous les aliments
en usage chez nous pendant que règne le choléra, avec la précau-
tion cependant, d'éviter les mets qu'en temps ordinaire on digère
difficilement ou lentement. Malgré cela on fera bien de faire un choix
raisonnable dans les mets, d'après le degré de digestibilité que nous
avons indiqué plus haut, et d'éloigner de la table les mets qui ne
sont par parfaitement convenables ou indispensablement nécessaires
pour la nourriture. Ainsi le porc est facile à digérer quand on ne'n
mange que la partie maigre, mais comme on ne pourra que très difficilement surveiller les domestiques qui en général préfèrent le gras,
on fera bien de bannir cette viande totalement de la cuisine. On n'est
pas assez attentif à soi-même, car si l'on peut manger sans danger quelques feuilles de salade de laitue ou d'endive, on peut
aussi se nuire très facilement en en mangeant beaucoup dans un
moment de distraction. Il vaut donc mieux la proscrire de la table.

Une ou deux tranches de jambon ne sont nuisibles à personne; mais un morceau de jambon est certainement plus nuisible qu'un morceau de veau de grosseur égale; et comme il est infiniment plus facile d'éviter totalement un met que d'en manger dans la limite souvent exigüe de la prudence, on fera bien, si on en a le choix, de se borner aux mets que nous avons signalés comme très convenables; on pourra alors en manger à satiété en toute sécurité, tandis que les mets douteux ne sont mangés qu'avec une certaine crainte comme avec une conscience troublée. Pendant que le choléra sévissait à Munich, j'ai proscrit de ma table tous les mets suspects, je ne permettais chez moi que des potages, du bœuf, du veau, du poulet, du gibier, du riz et de légers farinages; je m'en suis parfaitement trouvé ainsi que les familles qui, d'après mes conseils, suivaient mon exemple. Beaucoup de personnes qui se trouvaient également bien d'un régime moins sévère, me taxaient d'exagération. Ce reproche me touchait peu dans une circonstance où la privation avait de si petits, l'étourderie de si graves inconvénients. Si les circonstances ne permettaient pas un choix si soigneux des aliments, on saura avec plaisir, que même des mets peu convenables peuvent être mangés impunément, lorsqu'on sait en modérer la quantité.

En seconde ligne, se trouve pendant le temps de choléra, l'attention que réclament les fonctions de la peau. S'il est de notoriété que la plupart des cas de maladie ont leur origine dans des écarts de régime, il est non moins vrai aussi, qu'un grand nombre de cas doivent être attribués à des refroidissements. L'action du froid humide est la plus dangereuse. Les habitations humides sont les lieux de naissance ordinaires du choléra. Même dans les familles aisées on a le tort impardonnable de choisir pour chambres à coucher les pièces les plus mauvaises de la maison. Grâce à la *manie du grand ton* qui remplace si souvent dans les familles bourgeoises la vraie entente du comfortable, on voit souvent les chambres les mieux situées, destinées à recevoir des visites, soigneusement ornées et le plus souvent vides, tandis que les chambres à coucher de toute la famille sont reléguées à l'étroit, dans un coin humide du rez-de-chaussée ou de la cour, où jamais un rayon de soleil n'envoie la lumière et la chaleur. Cette habitude insalubre et niaise dans les temps ordinaires, devient dangereuse en temps de choléra; celui qui peut disposer ses appartements comme il l'entend, devra choisir pour chambre à coucher une pièce sèche et exposée au soleil; les appartements du rez-de-chaussée doivent être élevés et sur une cave; les étages supérieurs conviennent en général beaucoup mieux pour chambre à coucher.

En temps de choléra, il faut soigner les chaussures. Les personnes qui se refroidissent facilement et qui sont prédisposées à la diarrhée et aux coliques, feront bien de porter sur le corps une ceinture de flanelle. Ceux qui se lavent habituellement le corps avec de l'eau froide, trouvent dans cette excellente habitude le meilleur préservatif contre les refroidissements et feront bien de continuer ces lotions en temps de choléra. Les bains froids sont moins utiles et on fera bien d'en suspendre l'usage. Il est dangereux de se tenir dans des jardins humides, des par... et surtout de coucher sur

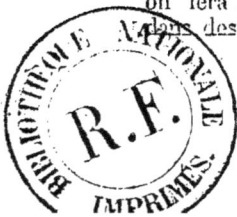

la terre humide. Le séjour dans des bâtiments humides et froids comme les églises est malsain ; c'est pourquoi il est à désirer que les offices soient en général très courts. Celui qui est exposé à sortir le soir fera bien de se munir de vêtements chauds ; il en est de même de ceux qui sont obligés de rester ou de travailler dans le voisinage de l'eau. Du reste, pour entretenir la santé, il est important de ne pas trop se fatiguer, surtout par des veilles prolongées; elles deviennent éminemment nuisibles en temps de choléra et occasionnent souvent plusieurs cas de maladie dans une même famille. On a pu constater souvent dans les hôpitaux, la justesse de cette observation. On a observé un grand nombre de cas mortels de choléra dans des hôpitaux où un personnel insuffisant était astreint à un service trop rude et trop prolongé. Les contagionistes ont cru trouver dans ces faits, la preuve que le choléra était contagieux. Dans les hôpitaux où l'on a augmenté le personnel des infirmiers, pour donner à chacun 12 à 15 heures de repos, la mortalité de ceux-ci a été très-insignifiante. Lorsque dans une famille une personne est atteinte du choléra ou d'une autre maladie, il conviendra de s'arranger de telle façon, que les soins se trouvent partagés entre différents membres de la famille; et si celle-ci est peu nombreuse, entre des étrangers. Les voyages à pied un peu longs sont à éviter.

Les dispositions morales ont dans toute épidémie, et dans celle-ci surtout, une haute importance. J'ai vu une fois deux époux atteints ensemble du choléra après une violente dispute. Les hommes emportés agissent donc dans leur propre intérêt en se modérant pendant l'épidémie. Lorsqu'on sait que le choléra est puni de mort, on apprend à se contraindre ; quelquefois même cela peut devenir une leçon pour le reste de la vie, dont chacun tire son profit. Une grande frayeur, et la peur de la mort sont dangereux, ici comme partout. Je dis ceci à regret, car il y a des gens vraiment à plaindre, qui ont peur de toutes les maladies, mais surtout du choléra, et chez lesquels la frayeur augmente, quand on leur dit que la peur est dangereuse; mais il est nécessaire aussi de le déclarer, afin que ces personnes employent les moyens nécessaires, pour se guérir de leur trop grande frayeur. On recommandera avec beaucoup d'avantage contre cette disposition d'esprit, un moyen qui est aussi un remède à beaucoup d'autres maux : des occupations régulières, des relations agréables et l'éloignement de ces amis, qui possèdent le talent de raconter de mauvaises nouvelles.

Le meilleur préservatif contre la peur du choléra, la parfaite résignation, à la volonté de Dieu, est si rare même chez les personnes qui paraissent les plus pieuses, que nous ne pouvons recommander cette vertu à tous. Si on cherche à se rendre compte des causes de la peur si générale de cette maladie, on les touve dans les trois opinions suivantes :

1° Que le choléra c'est une maladie nouvelle ;
2° Qu'il est très dangereux et rapidement mortel ;
3° Que d'après la conviction d'un grand nombre, le choléra est une maladie très douloureuse et enfin contagieuse.

Le premier motif ne résiste pas à un examen sérieux; aussitôt que le choléra a régné dans une localité, il perd une grande partie du prestige qui causait la peur; ainsi qu'on a pu l'observer lors de son apparition à Berlin, Vienne, etc. Lors de sa réapparition, il n'attirait même plus l'attention du public.

La gravité du choléra, son danger, ne peuvent pas être niés. Ils varient suivant les localités et suivant la facilité et la rapidité avec lesquels les secours de la médecine peuvent lui être opposés. Dans les contrées les plus maltraitées de l'Allemagne, la mortalité a été de la moitié des cas; dans les endroits les plus favorisés la mortalité a été d'un tiers. On trouve des résultats aussi funestes dans quelques épidémies malignes de maladies endémiques, sans que celles-ci aient causé la terreur panique qu'inspire le choléra.

La mortalité comparée à la totalité de la population, n'a eu quelque importance que dans quelques rares localités. A Munich, par exemple, où l'on a pris il est vrai, des mesures bien plus convenables que dans toutes les autres villes que je connais, le nombre des victimes dans l'espace de 4 mois ne s'est élevé qu'à un pour cent de la population. Si l'on ajoute que pendant la durée du choléra les autres maladies aigües diminuent d'une manière notable, on trouvera que le nombre des décès est presque insignifiant. Ce résultat heureux sera aussi obtenu là où l'on prendra les mesures qui, dans cette ville ont été si efficaces; c'est chez moi une profonde conviction. Des cas de choléra très-graves ont été suivis de guérison; des milliers d'hommes sont là pour l'attester. La rapidité avec laquelle la mort arrive, augmente d'une manière remarquable la peur qu'on a du choléra; c'est cependant précisément là son côté avantageux. Celui qui connaît les souffrances morales et physiques que certaines maladies chroniques traînent à leur suite pendant plusieurs années, pour ne conduire cependant qu'à une mort certaine, ne trouvera pas que la rapidité avec laquelle la mort arrive dans le choléra soit un mal si à craindre. Enfin on croit que le choléra est très douloureux; il l'est certainement beaucoup moins qu'un grand nombre de maladies endémiques chez nous. La dyssenterie par exemple, est infiniment plus douloureuse; la fluxion de poitrine, la pleurésie, l'inflammation du cœur, sont infiniment plus pénibles.

Ces considérations suffiront, je pense, pour calmer les inquiétudes exagérées des personnes qui ne sont pas trop peureuses. Il y a des êtres malheureusement organisés, dont la peur résiste aux observations les mieux fondées; il n'y a rien de mieux à faire pour ces hommes, heureusement peu nombreux, que de quitter le pays où règne le choléra. C'est dans ces cas exceptionnels que je comprends la fuite, quoique je ne la regarde pas comme honorable, ni raisonnable; elle n'est pas honorable, car ceux qui restent dans le pays deviennent plus peureux, quand ils voient fuir les gens aisés, même sans motif bien fondé. La marche du choléra et son développement permettent de prévoir son apparition dans différents pays; les fuyards ne se trouveront-ils pas beaucoup plus mal dans des localités étrangères; si le choléra ne les atteint pas, une autre maladie ne peut-elle pas détruire le but de leur voyage! J'ai vu des gens fuir le choléra, arriver dans leur lieu de refuge et mourir là de fièvre typhoïde. On ne fait pas toujours bien de fuir le danger. Cette pensée, si je ne me trompe, est très bien exprimée dans un conte arabe. A la cour de Salomon, on vit entrer et sortir à côté de beaucoup d'autres esprits, la Mort. Elle rencontra un jour un courtisan près de la porte, elle regarde celui-ci fixement; le courtisan effrayé demanda et obtint de son souverain la permission de fuir en Egypte. Quelque temps après, parmi les nouvelles arrivées de ce pays, fut celle de la mort de ce courtisan. Lorsque la Mort parut de nouveau devant Salomon, celui-ci lui demanda pourquoi elle avait regardé si fixement ce courtisan : J'avais mission, répondit-elle, de le chercher en Egypte, et ai été très étonnée de le voir encore ici, si peu avant son terme fatal.

La dernière cause de la frayeur qu'inspire le choléra, se trouve dans l'opinion accréditée généralement qu'il est contagieux. D'après un examen superficiel il peut paraître étrange que les maladies contagieuses, c'est-à-dire celles qui se transmettent de l'homme malade à l'homme sain, inspirent plus de craintes que les maladies d'origine miasmatique, c'est-à-dire celles dont le principe de propagation se trouve répandu dans l'air. On ne peut se soustraire à celles-ci quand on est forcé de rester en place, tandis qu'on évite les premières en évitant tout contact avec les malades. Cependant la plus grande frayeur qu'inspirent au public les maladies contagieuses est fondée; car la population est si nombreuse, les relations sociales si intimes, si fréquentes, que peu d'hommes pourraient s'isoler assez complétement pour éviter tout danger de contagion. Ajoutez que c'est pénible de penser qu'en donnant nos soins aux personnes qui nous sont chères, nous ayons à trembler pour leurs jours et pour les nôtres. Le choléra ne peut heureusement nous inspirer ces sentiments. Les avis des médecins sont partagés sur la contagion du choléra. Les uns pensent qu'il ne se transmet que par contagion. Les autres soutiennent qu'il ne se communique jamais d'un individu à un autre. D'autres enfin pensent qu'il peut quelquefois devenir contagieux ; que dans certains cas, un principe contagieux émane réellement de l'individu atteint du choléra; que ce principe devient rarement et seulement sous l'influence de certaines circonstances, cause de reproduction de la maladie. On peut prédire dès maintenant, d'une manière certaine, que cette dernière opinion sera plus tard généralement adoptée; mais il s'écoulera encore quelque temps avant que les médecins soient unanimes à l'admettre. Si le bien des populations dépendait de la solution de cette question, elles resteraient probablement encore longtemps dans une position bien malheureuse et bien précaire. Heureusement il n'en est pas ainsi. Une expérience qui repose sur des milliers de faits, a démontré que les rapports avec les cholériques sont sans danger, si l'on a soin d'éviter les causes de la diarrhée. Celui qui ne commet aucun écart de régime, qui évite les refroidissements, qui ne s'astreint pas à un travail trop fatigant, qui ne veille pas trop souvent ni trop longtemps, celui enfin, qui n'a pas trop peur, peut en toute sécurité remplir auprès des cholériques tous les devoirs qu'imposent les liens de famille et la profession. Ceci est un fait aussi consolant, que parfaitement démontré et inattaquable. Il repose surtout sur l'observation, que les médecins, qui ont des rap-

ports si fréquents,. si intimes avec les cholériques, n'ont pas été
atteints plus fréquemment du choléra, que des individus qui n'ont
jamais eu aucun rapport avec ces malades. Moi-même, comme mille
de mes confrères, ai soigné un très grand nombre de cholériques.
J'ai fait un grand nombre d'autopsies sans jamais en avoir été in-
commodé. La seule fois que les symptômes précurseurs de cette
maladie se sont déclarés chez moi, j'ai dû l'attribuer à un écart de
régime que je fis à Rome, alors que l'épidémie était éteinte, que
depuis plusieurs jours je n'avais plus vu de malades, et que je m'é-
tais écarté de mes propres prescriptions. J'ai vu le choléra atteindre
des individus qui par crainte de la maladie, s'étaient complétement
isolés , et qui se croyant tout-à-fait en sûreté, avaient négligé de
surveiller leur régime. J'ai en ai vu d'autres, ainsi que je l'ai déjà
dit, qui en contact journalier avec des cholériques, ont été complétement préservés des atteintes de l'épidémie, grâce à un régime
bien entendu.

La meilleure manière d'expliquer les cas de choléra qui se présentent, est la suivante :

Pendant l'épidémie, il y a dans l'air des contrées frappées, un
principe étranger que chacun absorbe pendant la respiration, et qui
prédispose au choléra. Cette prédisposition, par elle-même, est insuffisante pour produire la maladie chez un individu. Il faut nécessairement encore pour produire le choléra, les lésions dont nous nous
sommes entretenus plus haut. On ne peut donc pas se soustraire à
la prédisposition au choléra, mais bien aux causes occasionnelles,
qui jointes à la *prédisposition*, peuvent seules le produire; de manière qu'il dépend en quelque sorte de chacun, d'avoir ou de ne pas
avoir le choléra.

Avant de clore cette discussion, je veux encore dire quelques mots
des remèdes préservatifs contre le choléra. Quelque désirable qu'il
pourrait être de posséder ces moyens, je suis obligé d'affirmer que la
science n'en connait point. Je conviens qu'il peut-être utile de faire
usage chez des personnes craintives de quelques remèdes réputés
préservatifs pour calmer leur peur et leur faire croire qu'ils sont à
l'abri des atteintes de la maladie; mais j'ai aussi vu ces personnes
crédules trop confiantes dans l'efficacité de leur remède, se permet-
tre des écarts de régime et devenir victime de leur crédulité. Les
chaines électriques et autres niaiseries de cette espèce sont des ob-
jets avec lesquels on spécule sur la crédulité de ceux qui aiment
mieux recevoir des avis des charlatans avec accompagnement de la
grosse caisse et des cimballes, que des gens sensés. Ordinairement
les remèdes sont patronnés par un nom de médecin que les recher-
ches minutieuses ne trouvent presque jamais, ou bien que des ren-
seignements pris sur les lieux démontrent être un de ces hommes dé-
gradés qui pour quelques pièces est toujours prêt à prostituer sa
recommandation. *Un régime bien entendu est le seul préservatif contre le choléra.*

Un régime sévère n'est pas possible dans toutes les professions, il
n'est pas possible en tout temps. Il en résulte qu'en temps de choléra beaucoup de personnes sont prises de diarrhée. Un fait important
est celui-ci: la diarrhée qui est le résultat d'un grossier écart de régi-

me, tel que l'ivresse, l'abus des pruneaux, concombres, est rapidement suivie du choléra le plus dangereux; tandis que la diarrhée qui
résulte d'un léger refroidissement ou d'un écart de régime insignifiant ne se change que lentement en choléra; laisse par conséquent
à la médecine un temps suffisant pour la combattre, et même si elle
entraîne à sa suite le choléra, ne produit que la forme bénigne facile à guérir. Ainsi si en temps de choléra on est atteint de diarrhée,
il ne faut pas s'imaginer avoir le choléra et agraver cette indisposition par la peur; des milliers d'hommes ont eu des diarrhées sem-
blables sans avoir le choléra, mais il faut aussi être bien convaincu
que cette indisposition négligée peut dégénérer en choléra. Qu'on
ne regarde donc pas la diarrhée comme une maladie grave, mais
comme un sérieux avertissement pour se préserver d'une maladie
dangereuse ; une immense quantité de gens qui ont su profiter de
cet avis ont été épargnés par le choléra. Des relevés officiels ont
constatés qu'à Munich seulement, plus de 12,000 cas de diarrhée
ont été soignés pendant l'épidémie, et n'ont pas digénéré en choléra. *Il est donc urgent de savoir ce qu'il y a à faire quand on est
atteint de diarrhée.*

Ceci devient très simple : Il faut se mettre au lit, ne pas prendre d'aliments froids ni solides, même lorsque l'appétit est parfaitement conservé ; il faut ne prendre que des subtances mucilagineuses, telles que du bouillon de veau, de la crème de riz ou d'orge etc.
Si la soif était bien intense, ce qui est rare, on prendra une solution
de gomme arabique dans de l'eau tiède, ou bien on fera cuire 3 à 4
cuillerées de riz avec un litre d'eau pour obtenir de l'eau de riz, on
édulcorera ce liquide avec du sucre On fera bien de prendre quelques tasses d'infusion chaude de Chamomille pour entretenir la trans-
piration, ce qui est très avantageux. On enverra chercher un médecin dont on attendra l'arrivée avec calme et sans danger, si l'on a
pris les précautions indiquées plus haut. Il ne faut pas s'imaginer
que le médecin doive être là au moment où on l'envoie chercher ;
dans ces moments d'épidémie ils sont ordinairement très occupés et
on ne doit pas craindre, si quelques heures s'écoulent avant son arrivée. On exécutera ponctuellement ses prescriptions. Ce n'est que
dans le cas où l'on est éloigné de tout secours médical, comme à la
campagne, qu'on peut conseiller aux personnes non initiées aux con-
naissance médicales, de faire suivre au malade un traitement médical de la diarrhée, tel qu'on le suit ordinairement avec avantage dans
les villes et les grandes localités. Les personnes qui habitent ces lieux
isolés feront bien de prier leur médecin de leur prescrire des poudres
vomitives qui consistent en 50 centigrammes ou 75 centigrammes
de poudre de Racine d'Ipécacuanha. Dans les cas ou la diarrhée est
le résultat d'un accès de colère, d'un dégoût, d'une indigestion, on
fera prendre un de ces paquets dans un demi verre d'eau sucrée, et
s'il n'est pas suivi d'un vomissement abondant, on continuera à prendre de quart d'heure en quart d'heure un paquet semblable, jusqu'à
ce que la cause du malaise ait été évacuée de l'estomac. Le plus
souvent on n'est pas obligé de donner au-delà de trois à quatre paquets de poudre. On secondera l'action de ces poudres par une infusion légère et tiède des fleurs de Chamomille et on attendra la trans-

piration qui suit le vomitif. Dans le cas ou un refroidissement sera
la cause de la diarrhée, on administrera avec succès des boissons
chaudes, on appliquera sur le corps des briques ou pierres chauffées
entourées de linges, on fera usage de boissons mucilagineuses. Si
le médecin tarde à arriver, si la diarrhée ne diminue pas, on prendra
toutes les heures 15 gouttes d'Ether dont on fera bien d'avoir un
petit flacon en réserve. Il est important de ne pas se méprendre
sur la cause de la diarrhée; car les gouttes d'Hoffmann seraient contre indiquées dans le cas ou la diarrhée serait le résultat d'une indigestion ou d'un accès de colère. En général les médicaments sont toujours hasardés entre les mains du public, car celui-ci se trompe facilement dans leur application. Les gouttes d'Hoffmann ne seront em-
ployées sans danger, que dans le cas ou la diarrhée résultant d'un
refroidissement ne eède pas aux boissons chaudes & mucilagineuses;
quand elle est complétement exempte de douleur, ou accompagnée de
coliques très légères , qui ne sont pas augmentées par la pression
sur le bas-ventre.

Il peut se faire aussi que, pendant que règne le choléra, il sur-
vienne une inflammation des intestins qui se manifeste par la diarrhée ; dans ce cas un remède excitant comme l'Ether peut devenir très dangereux, la diarrhée qui accompagne l'inflamation se dis-
tingue de la diarrhée simple en ce que dans la première, la pression
sur le bas-ventre détermine de la douleur. Une semblable méprise m'a enlevé un excellent ami , à l'Allemagne un de ses meil-
leurs poètes. Le célèbre Platen fut atteint de diarrhée en Sicile ;
il regarda son indisposition comme un symptôme précurseur du
choléra ; c'était, hélas ! un symptôme d'inflammation intestinale, il
prit de l'esprit de Camphre comme remède contre le choléra ; il
excita en peu de temps tellement son inflammation intestinale, que
quand le médecin arriva tous les symptômes d'une maladie mortelle
s'étaient déjà déclarés.

En temps de choléra on se méprend plus souvent encore sur la
nature des vomissements, que sur celle de la diarrhée. Les vomissements
peuvent quelquefois être le résultat d'une inflammation du bas-ventre ou d'une hernie étranglée etc. Si dans ce cas on prend un vomitif, de l'esprit de camphre, des gouttes d'Hoffmann , on ne
tardera pas à donner à l'inflammation une intensité telle, qu'elle devient rapidement mortelle. En face de ces faits, que les médecins
ont gravés dans leur mémoire, ceux-ci ce décideront difficilement à
abandonner l'administration de ces remèdes à la sagacité du public.
Les remèdes ne sont sans danger et utiles qu'entre les mains de personnes prudentes, qui les administrent dans des cas parfaitement dé-
terminés et non douteux. *Dans le doute il vaut infiniment mieux s'en
tenir à une diète sévère et attendre le médecin.*

Un remède permis dans tous les cas et qui ne devient jamais nuisible est un large sinapisme appliqué sur le ventre, et qu'on laissera
en place jusqu'à ce qu'il produise une forte sensation de brûlure.

La transformation de la diarrhée en vrai choléra peut être parfaitement reconnue par le public. Il survient des vomissements , des
selles nombreuses; les matières évacuées ressemblent à de l'eau de
riz, la chaleur diminue aux mains, aux pieds et au visage ; et des

crampes se manifestent dans les mollets. Cette maladie ne peut être traitée convenablement et avec succès que par un médecin. Le remèdes tels que l'esprit de camphre etc; ainsi que toutes les substances excitantes peuvent quelquefois être utiles, mais le plus souvent elles sont nuisibles. La distinction est impossible pour le public, qui peut produire un danger plus grand que la maladie elle-même. L'intérêt bien entendu des malades me fait un devoir de m'opposer à l'emploi de ces remèdes par le public, aussi longtemps qu'on n'aura pas trouvé un moyen, qui appliqué indistinctement à tous les cas sera toujours utile ou au moins jamais nuisible. Ces remèdes spécifiques vantés et recommandés nous arrivent en grande partie des pays peu habités comme la Russie, la Pologne, la Hongrie, où le médecin habite souvent à une journée du malade; et où par ce motif on demande des secours pour les malades auprès des hommes instruits tels que les curés, instituteurs, les riches, etc. Dans ces cas la plupart des hommes sont contents quand on fait la moindre chose et pour peu que par ci et par là un homme ait été guéri par l'emploi du remède, on ne voit plus que son efficacité merveilleuse, et en ferme les yeux sur les cas nombreux où il a été sans effet; même nuisible. Cette méprise se voit souvent pour chaque remède. Le choléra peut guérir sans traitement ainsi que toutes les autres maladies. Il est même moins dangereux de laisser la nature agir toute seule quand on manque des secours d'un médecin que d'employer des substances énergiques. Chez nous en Allemagne et en France, il est peu de localités où le traitement des cholériques ne puissse pas être suivi par des hommes de l'art. Les gouvernements veillent avec sollicitude à ce que les secours médicaux soient facilement accessibles à tous. Le public est dans une grande erreur en croyant, que le retard de quelques heures qui s'écoulent avant l'arrivée du médecin, soit préjudiciable au malade ; les cas de choléra qui en quelques heures passent dans la période mortelle sont en général au-dessus des ressources de l'art. Quelque désirable qu'il soit que les secours de la médecine ne se fassent pas attendre, il ne faut jamais que le public remplace les soins du médecin par l'emploi de remèdes énergiques ; ordinairement ils sont plus nuisibles qu'utiles. Dans les cas heureusement rares où il sera impossible d'avoir de suite les secours d'un médecin, on appliquera des sinapismes sur le creux de l'estomac et sur le bas ventre ; on pourra accorder aux malades qui le demandent avec instance, de l'eau fraîche donnée souvent mais en petite quantité à la fois. On fera bien de frictionner les mollets et les autres parties du corps avec de la flanelle rude , ces frictions diminuent les crampes; l'emploi de ces moyens simples aura infiniment plus de succès que les différents remèdes excitants dont le public est si prodigue.

Les personnes qui sont autour du malade, devront être très calmes et très prudentes, ne jamais prononcer dans le voisinage du lit le mot de *choléra* ; la plupart des malades voient et comprennent jusqu'au dernier moment ce qui se passe, ce qu'on dit autour d'eux. Les personnes qui soignent les malades, devront éviter de se fatiguer comme nous l'avons déjà dit plus haut; la même personnne ne devra pas toujours rester dans la chambre du malade, elle devra prendre du repos et aller quelquefois à l'air. Il ne faudra pas manger dans la chambre du malade; s'il n'y a pas d'autres pièces dans la maison, il vaut mieux manger à l'air. Les émotions qu'éprouvent les personnes qui soignent les malades, leur font rapidement perdre l'appétit; il ne faut pas les forcer à manger; il vaudra mieux dans ces cas leur faire prendre une nourriture liquide comme du potage, du lait, du café, ou un peu de riz. Quand un cas de choléra éclate dans une maison, on commet ordinairement une grande faute ; on ne pense qu'au malade, nullement à ceux qui se portent bien. On néglige les précautions de prudence observées jusque-là, on laisse courir les enfants abandonnés sans les surveiller, souvent mal vêtus et on néglige complétement leur régime; ces circonstances, jointes aux dispositions morales, sont les causes évidentes de ces cas nombreux qui se présentent dans les mêmes familles et qu'on a tort d'attribuer à la contagion. Aussitôt que quelqu'un tombera malade dans une maison, les personnes bien portantes feront bien, non-seulement de ne pas négliger les précautions observées jusque là, mais même de les redoubler. Une personne fera bien de se charger spécialement des enfants, et si le trouble de la maison est trop grand, il est à désirer qu'il en soient éloignés.

Si un cas de décès survient, il faudra faire en sorte que le cadavre ne reste pas trop longtemps dans la maison ; l'aspect des personnes chères qui nous sont enlevées cause une impression, qui peut réagir vivement sur la santé. C'est pour ces motifs que les maisons mortuaires, où l'on dépose les cadaves sont utiles, non pour rappeler à la vie ceux qui sont plongés en léthargie. Six heures après que le décès aura été constaté par un médecin, il faudra transporter les cadavres dans la maison mortuaire, ou un autre local, qu'on pourra partout facilement approprier à cet objet.

Pendant l'épidémie de choléra, les personnes en bonne santé éprouvent aussi quelques incommodités, le plus souvent, on se plaint de malaise dans le ventre, de vertiges, de borborismes et d'un sentiment de pression au creux de l'estomac, et très souvent de sueurs pendant la nuit. Tous ces symptômes sont absolument sans danger ; quelle que soit l'inquiétude qu'ils inspirent, on fera sagement de s'abstenir de vouloir les combattre par des remèdes. Quelques-uns de ces symptômes ne sont que le résultat de la peur, les autres d'une digestion irrégulière qu'on ne remarque, que parce qu'on s'observe avec une scrupuleuse attention. Ils peuvent aussi être attribués en partie à la constitution médicale régnante ; ils ne méritent pas plus d'attention pour cela ; le plus sûr moyen de les dissiper, est une agréable société ou un verre de bon vin. J'ai vu parfois cet état accompagné d'un grand abattement chez quelques médecins. Ils étaient claquemurés et craintifs chez eux, ne voulant rien prendre, et augmentaient cet état par l'administration intempestive de remèdes. Je crois avoir rendu service à plusieurs de mes confrères et à quelques amis, en leur conseillant de sortir et de reprendre leur train de vie habituel. Je me suis donné à moi-même ce conseil et je me loue infiniment de l'avoir suivi. Les purgatifs me semblent tout-à-fait contre indiqués dans ce cas comme en général en temps d'épidémie ; il ne faut prendre ces remèdes que par ordonnance de médecin ; j'ose espérer qu'on en sera très-sobre.

Les conseils que je viens de donner, quoique approuvés par une longue expérience, seront sans influence sur la mortalité d'un pays où le choléra a éclaté, s'il n'est pas possible de mettre les pauvres, cette partie de la population la plus exposée au fléau, en situation de les suivre ponctuellement. La pauvreté et ses suites font naître les causes occasionnelles de la maladie. Des habitations humides, des vêtements trop légers, une nourriture malsaine et insuffisante, l'ignorance des soins à donner au corps, l'impossibilité de quitter l'ouvrage dès qu'un malaise se manifeste, l'habitude qui en résulte de n'appeler le médecin que quand la maladie a déjà fait de grands progrès ; tels sont les maux que la pauvreté entraîne presque nécessairement à sa suite. Dans les circonstances ordinaires ils détruisent souvent la santé du malheureux prolétaire, lui enlèvent même quelquefois la vie ; en temps de choléra ils ont une effrayante activité. Soigner les pauvres en temps d'épidémie, n'est pas seulement un acte d'humanité mais encore de prudence. Là où les pauvres ne peuvent pas recevoir les soins ou ne pas les avoir d'une manière suffisante ; ils sont enlevés dans une proportion effrayante ; il en résulte pour eux cette croyance absurde qu'ils ont été empoisonnés par les riches, et leur désespoir les pousse quelquefois à d'affreux massacres. Les moyens de diminuer la mortalité parmi les pauvres sont bien simples ; avant tout, il faut leur procurer de l'ouvrage, afin qu'ils gagnent le nécessaire ; on leur donnera les vêtemeus les plus indispensables des bas, des souliers pour les enfants, afin qu'ils n'aillent pas nu pieds, de la literie à ceux qui n'en ont pas. On fait souvent les charités à des malheureux incendiés, pourquoi n'en ferait-on pas aussi aux pauvres cholériques. On organisera des soupes afin de donner ou de vendre à bas prix une bonne nourriture non-seulement aux pauvres mais aussi aux nécessiteux.

Un problème infiniment plus difficile à résoudre est l'assainissement des habitations des pauvres. Ici les secours ne peuvent pas être improvisés d'après la nécessité du moment, cependant avec un peu de bonne volonté et une direction bien entendue on peut faire quelque chose pour la propreté et la ventilation de ces demeures. Ces précautions et de salutataires avis pourront avoir pour effet de diminuer les causes de la diarrhée chez les pauvres. Cependant leur manière de vivre et leurs occupations rendront chez eux la diarrhée bien plus fréquente en temps de choléra, que dans la classe aisée ; obtenir que la diarrhée soit traitée à temps, est donc le problème le plus important de la police médicale. Il est du devoir des chefs de famille dans les classes élevées, d'interroger chaque jour les personnes de la maison, les enfants et domestiques, de leur demander s'ils se portent bien et s'ils ne sont pas atteints de diarrhée. Si cette indisposition se manifeste chez quelqu'un, on employera les moyens indiqués ci-dessus et on s'évitera la frayeur d'avoir un cas de choléra dans la maison. Il ne faut malheureusement pas songer à une pareille surveillance chez les pauvres. L'état est obligé de s'en charger. C'est dans ce but, que les médecins anglais à Londres, le gouvernement bavarois d'après mes conseils à Mittelwald, puis sur une plus grande échelle à Munich, prirent des mesures dont l'efficacité a été prouvée par l'expérience. On divise chaque ville, chaque village en petites circonscriptions, sous la direction d'un médecin, qui a sous ses ordres un personnel auxiliaire. Ceux-ci se sous-divisent entr'eux la circonscription. De cette manière ils découvriront un grand nombre de diarrhées qui n'auraient jamais été soignées, et qui se seraient converties en choléra; mais qui de cette manière seront faciles à guérir. Il est nécessaire que les infirmiers soient en assez grand nombre ; dans les villes où il y a des écoles ou facultés de médecine, les étudiants forment un personnel auxiliaire parfait. Dans les autres localités ce personnel est bien plus difficile à trouver; mais dans ce cas des hommes philantropes rendront presque les mêmes services, si chacun se charge de surveiller quelques familles pauvres et signale de suite à l'homme de l'art l'invasion des prodromes de la maladie. Il est nécessaire pour cela aussi que l'Etat ait à sa disposition un certain nombre de docteurs pour les envoyer dans les localités éloignées des secours de la médecine et atteintes par l'épidémie; ainsi que dans les villes, si les forces des médecins n'y suffisent pas pour porter secours à tous les malades. Ces dispositions ne sont pas un vœu idéal; elles ont été plusieurs fois mises à exécution avec le plus grand succès. Quand on a vu la dissolution de cette organisation si vitale à Munich on a regretté qu'elle n'ait pas été destinée à durer toujours. Pendant que là on apprenait que dans d'autres localités il y avait de sanglantes émeutes, y on redoublait de soins envers les pauvres et chez ceux-ci on observait une certaine satisfaction; des esprits satyriques disaient même, que les pauvres ne demandaient pas mieux que de voir pendant toute l'année le choléra à Munich, afin d'être toujours si bien traités. Cependant il n'y avait point de luxe dans les soins qu'on leur donnait; ils ne recevaient que le superflu de la richesse. C'est de cette manière qu'il convient de combattre le prolétariat, et non avec ces prédications enchanteresses, avec lesquelles on égare les malheureux en les trompant; et en leur disant, que pour les rendre heureux il est d'autres moyens que le travail et la sobriété. Ces socialistes modernes, étrangers au peuple, peu sympathiques à ses véritables souffrances, ne savent qu'envenimer ses plaies ne lui indiquent pas ses vrais besoins, mais font sans cesse briller devant ses yeux les jouissances des riches comme but souverain à atteindre. Ils aiguillonnent ses désirs et soulèvent la passion la plus basse, l'envie. Ils font du travailleur, de celui qui souffre le plus, et qui mérite aussi le plus de compassion, un véritable monstre furieux qui se condamne lui-même à la faim ; car ils dirigent sa fureur contre la richesse et ses productions dont il tire son existence. Il cesse alors ce peuple, d'exciter la compassion, il n'inspire plus que l'horreur et l'effroi ; et met dans la nécessité d'avoir recours aux cartouches pour se défendre contre lui. Peut-être le choléra nous aura-t-il donné occasion d'apprécier le côté humanitaire de ces doctrines. Lorsqu'en 1831 j'ai vu cette maladie faire invasion en Allemagne, j'ai acquis la conviction que cette apparition ne serait pas passagère. L'observation de plusieurs épidémies dans différents pays a fortifié chez moi de plus en plus cette opinion. Depuis longtemps je l'ai publiée dans mes livres et dans mon enseignement ; l'épidémie se déclare de nouveau dans des localités qu'elle a visitées, et pénètre dans celles qu'elle avait épargnées. Aucune contrée ne peut espérer en être complètement épargnée ; je souhaite que cette opinion soit accréditée, j'ose même l'espérer ; cela aura pour avantage, de rendre permanentes les dispositions qu'on prend chaque fois qu'une épidémie survient, et qu'on laisse tomber dans l'oubli quand elle est passée. Le choléra est à peu d'exceptions près, la maladie du prolétariat : sa brusque invasion qui se joue de toutes les prévisions, sa brutalité qui surmonte toutes les barrières, indiquent suffisamment, que c'est un fléau qui nous vient de Dieu. En face de lui, nous sommes impuissants. L'humanité cependant a des devoirs à remplir. Nos efforts, nos travaux pour ne pas être stériles ; doivent avoir pour but d'enlever au fléau un grand nombre de victimes. C'est là notre dette envers la pauvreté, ce qu'on s'empresse de faire maintenant pour les pauvres, pourquoi ne pas le faire toujours pour eux ? Le prolétaire doit continuellement se sentir entouré et soutenu par les soins bienveillants de ceux qui possèdent, afin que celui qui peut et veut travailler, ne manque pas de ce qui doit être accessible à chacun : une habitation saine, des vêtements qui le défendent contre la rigueur des saisons, et une nourriture suffisante ; et que le malade reçoive les soins de l'art et les secours pour les jours de chômage. Le choléra établit un rapprochement naturel entre le riche et le pauvre ; la débauche et la misère sont des causes également efficaces pour le produire ; elles engendrent toujours un grand nombre de maladies, mais leur activité devient plus visible en temps d'épidémie. Si la peur du choléra peut changer les habitudes vicieuses de quelques-uns, leur apprendre à devenir laborieux et sobres ; cette épidémie si redoutée pourra devenir un bien pour l'humanité, si toutefois nous voulons comprendre cet avertissement si grave, et profiter de cet éloquent enseignement.

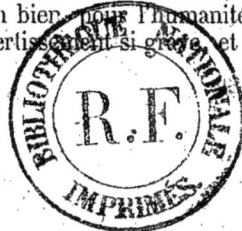

FIN.

BELFORT, Imprimerie de J.-B. CLERC.